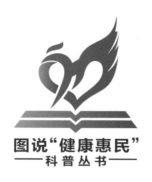

图说"健康惠民"
——科普丛书——

出生缺陷防治
核心知识手册

广西壮族自治区妇幼保健院
广西出生缺陷预防控制研究所 编著

U0397128

广西科学技术出版社

图书在版编目（CIP）数据

出生缺陷防治核心知识手册/广西壮族自治区妇幼保健院，广西出生缺陷预防控制研究所编著.—南宁：广西科学技术出版社，2020.12
（图说"健康惠民"科普丛书）
ISBN 978-7-5551-1421-5

Ⅰ.①出…　Ⅱ.①广…　②广…　Ⅲ.①新生儿疾病—先天性畸形—防治—手册　Ⅳ.①R726.2-62

中国版本图书馆CIP数据核字（2020）第190635号

CHUSHENG QUEXIAN FANGZHI HEXIN ZHISHI SHOUCE
出 生 缺 陷 防 治 核 心 知 识 手 册

广西壮族自治区妇幼保健院　广西出生缺陷预防控制研究所　编著

责任编辑：赖铭洪　何　芯		助理编辑：罗　凤	
责任校对：吴书丽		封面设计：梁　良	
责任印制：韦文印		绘　　图：林　蕊	

出 版 人：卢培钊　　　　　　　　出版发行：广西科学技术出版社
社　　址：广西南宁市东葛路66号　邮政编码：530023
网　　址：http://www.gxkjs.com　　编 辑 部：0771-5864716

经　　销：全国各地新华书店
印　　刷：广西民族印刷包装集团有限公司
地　　址：南宁市高新区高新三路1号　邮政编码：530007

开　　本：787 mm×1092 mm　1/32
字　　数：51千字　　　　　　　　印　　张：2.25
版　　次：2020年12月第1版　　　印　　次：2020年12月第1次印刷
书　　号：ISBN 978-7-5551-1421-5
定　　价：25.00元

本书编委会

主　　编：何　升

副 主 编：陈碧艳、丘小霞

参编人员：董柏青、姚　慧、韦　洁

　　　　　王林琳、李　娇、谭舒尹

　　　　　田晓先

前言

　　我国是出生缺陷高发国家，全国每年新增出生缺陷儿约90万例，相当于平均每半分钟就会有一个出生缺陷儿降生。出生缺陷危害严重，已经成为造成我国婴儿死亡和残疾的主要原因，既给社会带来沉重的经济负担，又严重影响家庭和谐幸福和国民素质提升。因此，预防出生缺陷，提高出生人口素质，意义重大。

　　随着二孩时代的全面到来，公众愈加关注优生优育，但对于如何预防出生缺陷仍缺乏规范、系统的科学认知。为了加强出生缺陷防控知识的科普宣传，提高基层医务人员防控出生缺陷水平，我们组织专家编写了《出生缺陷防治核心知识手册》，重点介绍出生缺陷防治核心知识和防控流程。希望本手册成为基层医务人员及广大育龄夫妇防控出生缺陷科普知识读本。

　　本手册由广西壮族自治区妇幼保健院、广西出生缺陷预防控制研究所工作在科研、教学和临床一线的出生缺陷防控专业人员参与撰写，在此对参与编写人员的辛勤付出表示衷心的感谢！由于时间仓促，本书难免存在诸多不足，希望广大读者在使用过程中及时反馈修改建议，以便我们及时订正。

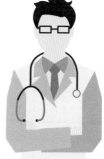

目录

第三章　技术篇

第四章　控制篇

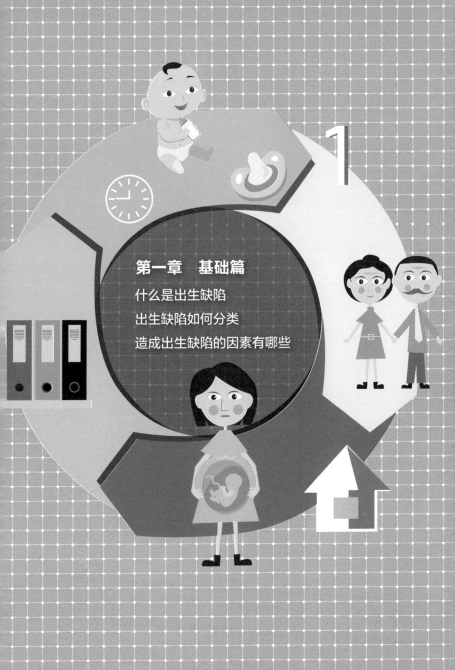

第一章　基础篇

什么是出生缺陷

出生缺陷如何分类

造成出生缺陷的因素有哪些

NO.1　出生缺陷的定义

　　出生缺陷是指婴儿出生前发生的身体结构、功能或代谢异常。有些异常是出生时肉眼可见的较明显形态结构异常，而有些异常则必须通过特殊检查或在发育过程中才能确诊。轻微的出生缺陷可能对婴儿身体的影响不大，而严重的出生缺陷则可引起婴儿死亡、寿命缩短或导致儿童长期患病、终身残疾。

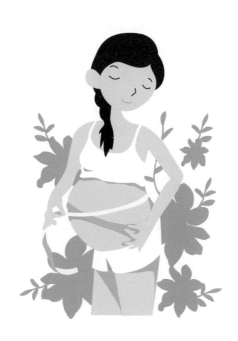

NO.2　出生缺陷的分类

（1）形态结构异常

主要有神经、消化、泌尿生殖、肌肉骨骼、呼吸、循环、皮肤系统结构畸形和五官严重结构畸形，如无脑畸形、脑膨出、脊柱裂、先天性脑积水、食道闭锁、先天性巨结肠、直肠或肛门闭锁、隐睾、尿道下裂、腭裂、唇裂、先天性心脏病等。

（2）细胞异常

如先天性白血病、恶性肿瘤等。

（3）代谢异常

如苯丙酮尿症、高苯丙氨酸血症、新生儿甲状腺功能低下等。

（4）生理功能异常

如先天性智力低下、发育行为障碍、先天性免疫缺陷、儿童退行性疾病、聋、哑等。

（5）染色体及基因组异常

由于染色体数目或结构异常造成遗传物质失衡。目前已发现人类染色体数目异常和结构畸变3000余种，常见的有唐氏综合征等。

NO.3　造成出生缺陷的因素——遗传

父母的基因发生改变，遗传给孩子，导致孩子发生疾病。常见的遗传病有单基因遗传病、多基因遗传病、染色体数目和结构异常而造成的疾病等。父母遗传给孩子的方式主要有以下几种。

常染色体隐性遗传

父母表现为正常，但是父亲和母亲都同时携带同种疾病的致病基因，在怀孕时父母又同时将自己携带的致病基因都遗传给孩子，导致孩子发生疾病。

常染色体隐性遗传男女患病的机会均等。

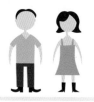

同时携带同种疾病的致病基因

均有

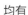

每一个孩子均有1/4的概率会患病，1/2概率是杂合子，1/4概率是正常。如地中海贫血、苯丙酮尿症等。

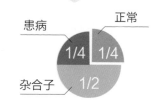

患病　正常
杂合子

常染色体显性遗传

致病基因位于常染色体上，且由单个等位基因突变即可引起的遗传性疾病。

常见的亚型包括：

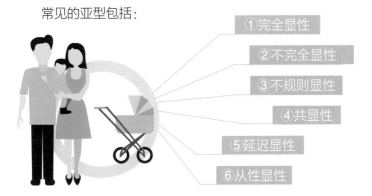

- ①完全显性
- ②不完全显性
- ③不规则显性
- ④共显性
- ⑤延迟显性
- ⑥从性显性

只要体内有一个致病基因存在，就会发病。若父母之一是患者，就会遗传给他们的子女，子女中半数可能发病；若父母都是患者，其子女有 3/4 的概率发病；若父母都是患者且均为致病基因的纯合体，子女全部发病。此病与性别无关，男女发病的概率均等。

在一个患者的家族中，可以连续几代出现此病患者。但有时因内外环境的改变，致病基因的作用不一定表现（外显不全），一些本应发病的患者可以成为表型正常的致病基因携带者，而他们的子女仍有 1/2 的概率发病，可表现为隔代遗传。无病的子女与正常人结婚，其后代一般不再患此病。如先天性肌强直、遗传性球形细胞增多症等。

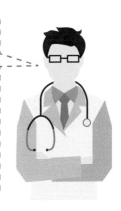

X 连锁显性遗传

遗传病的基因位于 X 染色体上，其性质是显性的，遗传方式称为 X 连锁显性遗传，疾病称为 X 连锁显性遗传病。由于致病基因是显性的，并位于 X 染色体上，因此，不论男性还是女性，只要有一个这种致病基因（XA）就会发病。X 连锁显性遗传与常染色体显性遗传不同之处是，女性患者既会将致病基因传给儿子，又会传给女儿，且概率均等；而男性患者只会将致病基因传给女儿，不会传给儿子。

由此可见，X 连锁显性遗传女性患者多于男性，大约为男性的 1 倍。另外，由于 X 染色体选择性失活机制，从临床上看，女性患者病情一般较轻，而男性患者病情较重。

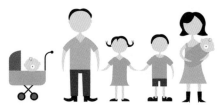

X 连锁隐性遗传

性状或遗传病相关基因位于 X 染色体上，这些基因的性质是隐性的，并随着 X 染色体的行为而传递，其遗传方式称为 X 连锁隐性遗传。常见的 X 连锁隐性遗传病有血友病、红绿色盲、假肥大性肌营养不良等。

X 连锁隐性遗传致病隐性突变基因在 X 染色体上，女性细胞中有两条 X 染色体，当隐性致病基因在杂合状态（XAXa）时，隐性基因控制的性状或遗传病不显示出来，这样的女性是表型正常的致病基因携带者。而在男性细胞中，只有一条 X 染色体，Y 染色体上缺少同源节段，所以只要 X 染色体上有一个隐性致病基因（XaY）就会发病。

NO.4　造成出生缺陷的因素——环境

可能造成出生缺陷的环境因素主要包括物理因素、药物因素、化学因素和生物因素。

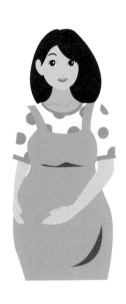

物理因素

孕期暴露于电磁辐射可引起染色体畸变而导致胎儿发生畸形。

药物因素

孕期服用抗生素类如链霉素、卡那霉素以及大部分抗结核药，激素类和活疫苗等在孕早期及致畸敏感期使用均有致畸危险。

化学因素

在孕期接触农药如敌敌畏、敌百虫、有机氯、有机汞、苯氧酸类除草剂、二溴氯丙烷、敌枯双等，以及铅、镉、汞、锰、铝等重金属和氯乙烯、氯丁乙烯、丙烯晴等高分子化合物等。

生物因素

母亲感染的病原体通过胎盘绒毛屏障或子宫颈上行感染胎儿。常见的病原体有弓形体、风疹病毒、巨细胞病毒、单纯疱疹病毒，此外还有水痘、带状疱疹病毒、肝炎病毒和梅毒螺旋体等。

NO.5　造成出生缺陷的其他因素

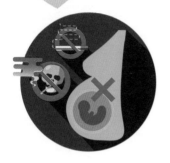

饮酒、吸烟等

孕期吸烟、饮酒等不良嗜好，包括二手烟的污染，以及吸毒、软性毒品等对胎儿出生缺陷均有直接影响。其表现为发育迟缓、小头畸形、多发性小样畸形、流产、早产、先天性心脏病和新生儿低体重等。

孕妇营养不良

孕妇在孕期缺乏铁、钙、锌、碘、维生素 A、叶酸等营养素，容易引起流产、早产、死产和胎儿畸形。

小贴士

"开放性神经管缺陷"是一种严重的神经系统畸形疾病，包括无脑儿、开放性脊柱裂、闭合性脊柱裂、脑膨出、脑积水等。开放性神经管缺陷发生在受孕（精卵结合）后的21~28天，大约是末次月经后5~6周，此时是神经管发育的关键时期。如果这时受到不良因素影响，就容易发生开放性神经管缺陷。叶酸缺乏是导致开放性神经管缺陷的主要原因，由于神经管缺陷常在妇女未意识到怀孕时就已经发生了，即末次月经后的5~6周，因此增补叶酸最好是在孕前12周开始至孕12周。

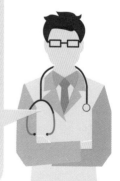

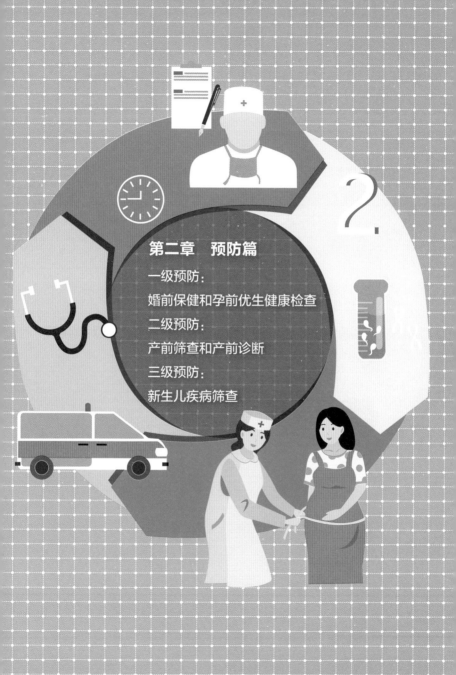

第二章　预防篇

一级预防：

婚前保健和孕前优生健康检查

二级预防：

产前筛查和产前诊断

三级预防：

新生儿疾病筛查

NO.1 出生缺陷干预"三级预防"策略

为减少出生缺陷发生，世界卫生组织（WHO）提出了出生缺陷干预"三级预防"策略。

一级预防

孕前及孕早期（又称围孕期）阶段的综合干预，通过健康教育、选择最佳生育年龄、遗传咨询、孕前保健、合理营养、避免接触放射性和有毒有害物质、预防感染、谨慎用药、戒烟、戒酒、戒毒等，减少出生缺陷的发生。

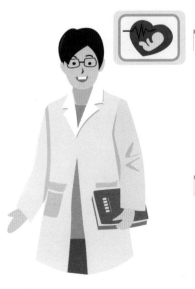

二级预防

通过产前筛查和产前诊断识别胎儿的严重先天缺陷，早期发现，早期干预，减少缺陷儿的出生。

三级预防

针对新生儿疾病的早期筛查，早期诊断，及时治疗，避免或减少致残，提高患儿的生活质量。

NO.2 婚前保健的内容

婚前保健是对准备结婚的男女双方进行婚前医学检查、婚前卫生指导以及婚前卫生咨询三项内容。

婚前医学检查

针对准备结婚的男女双方可能患有影响生育的疾病进行的医学检查。包括以下几类：严重遗传性疾病、指定传染病、其他与婚育有关的疾病等。

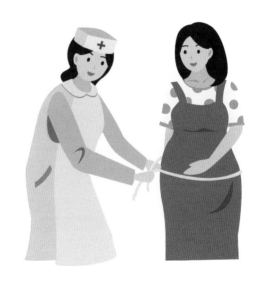

婚前卫生指导

医生为男女双方进行性卫生知识、生育知识、影响婚育疾病和遗传病知识的指导。

婚前卫生咨询

医生为男女双方提供有关婚配、生育保健、避孕节育等方面咨询，为提高婚后生活质量奠定基础。

NO.3 孕前优生健康检查

孕前优生健康检查项目主要包括优生健康教育、病史询问、体格检查、临床实验室检查、影像学检查、风险评估、咨询指导、早孕及妊娠结局追踪随访等。

通过孕前相关检查，夫妇可以了解自身健康状况，发现可能影响生育的遗传、环境、心理和行为等风险因素，接受针对性优生咨询指导，采取相应的预防措施，从身体、心理、营养、行为方式等多方面做好准备，在最佳状态和最适宜的时机受孕，避免和降低出生缺陷及不良妊娠结局的发生风险，为生育健康宝宝打下坚实的基础。

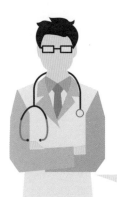

小贴士

大多数出生缺陷发生在胚胎发育的第3至第8周。通常孕妇到医院进行首次产前检查时已过了孕期第8周，错过了预防出生缺陷发生的最佳时机。因此，计划怀孕的夫妇要从孕前开始接受优生健康检查，降低出生缺陷发生风险。

NO.4 血清学产前筛查

血清产前筛查是指通过对孕妇血液中的甲胎蛋白、人绒毛膜促性腺激素等物质的含量测定，并结合孕妇的预产期、体重、年龄和采血时的孕周等，使用风险评估软件计算胎儿患唐氏综合征及开放性神经管缺陷疾病的风险值。

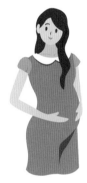

筛查时期

- 孕早期血清学产前筛查

  孕 11~13 周 +6 天

- 孕中期血清学产前筛查

  孕 15~20 周 +6 天

只需要抽取孕妇 5 毫升静脉血即可

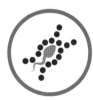

筛查结果

- 唐氏综合征筛查结果为高风险的，

  需进一步做产前诊断确诊

- 开放性神经管缺陷筛查结果为高风险的，

  需进一步行超声系统排畸排除胎儿神经管畸形

- 唐氏综合征筛查结果为低风险的，

  按常规进行产检

NO.5 孕妇外周血胎儿游离DNA产前筛查

孕妇外周血胎儿游离 DNA 产前筛查是应用高通量基因测序等分子遗传技术检测孕期母体外周血中胎儿游离 DNA 片段，以评估胎儿常见染色体非整倍体异常风险。

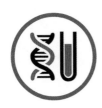

筛查时期

✎ 筛查的最佳时期

孕 12~21 周 +6 天

只需要抽取孕妇 5 毫升静脉血即可

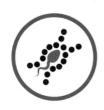

筛查结果

✎ 筛查结果为高风险的，
需进一步做产前诊断确诊

✎ 结果为低风险的，
按常规进行产检

NO.6 胎儿产前超声筛查

胎儿产前超声筛查是通过彩色多普勒超声检查，筛查胎儿结构畸形及超声软指标异常。

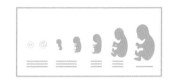

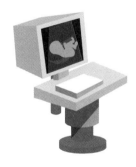

筛查时期

✐ 孕 11 ~ 13 周 +6 天行颈部透明层（NT）检测

孕 22 ~ 24 周行超声大排畸检查

孕 28 ~ 34 周行超声小排畸检查

筛查结果

✐ 超声检查结果异常，
需进一步做产前诊断确诊

✐ 结果为低风险的，
按常规进行产检

NO.7 产前诊断的内容

 产前诊断又称出生前诊断或宫内诊断，是指在胎儿出生前应用成像技术（超声、核磁共振）了解胎儿的外表等结构；应用细胞遗传、分子检测、生化免疫等技术对胎儿的染色体核型、生化成分、单基因病、基因组病、结构畸形等进行检测。

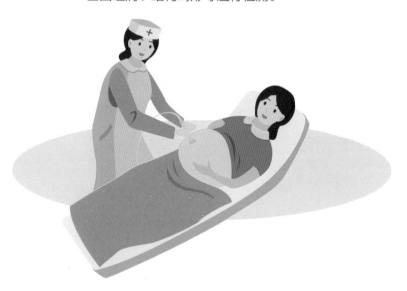

 通过检测对某些胎儿先天性畸形或遗传性疾病及时作出诊断，防止患有严重遗传病、智力障碍以及先天畸形胎儿的出生。

NO.8 常用产前诊断方法

常用的产前诊断方法有早期绒毛活检术、羊膜腔穿刺术、脐静脉穿刺术、超声检查等。

孕 10~13 周

通过取绒毛做胎儿细胞检查。

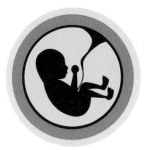

孕 16~22 周

进行羊膜穿刺，获得羊水和胎儿身体的脱落细胞，通过生化分析及胎儿染色体核型分析，可明确诊断胎儿染色体是否异常。

孕 11~26 周

通过超声检查可查出胎儿是否有无脑畸形、脊柱裂、脑膨出、脑积水、小头、畸胎瘤、多囊肾、肾缺如、腹裂、房间隔缺损、室间隔缺损等畸形。

NO.9　产前诊断的对象

建议符合以下情况的孕妇进行产前诊断：

1. 产前筛查为高风险孕妇。
2. 预产期时年龄 35 岁以上的高龄孕妇。
3. 生育过染色体异常儿的孕妇。
4. 夫妇一方为染色体异常携带者。
5. 曾有不良孕产史者或特殊致病因子接触史者。
6. 连锁性隐性遗传病基因携带者。
7. 夫妇一方有先天性代谢疾病，或已生育过患儿的孕妇。
8. 有遗传性家族史或近亲婚配史的孕妇。
9. 在妊娠早期接受过较大剂量化学毒剂、辐射或严重病毒感染的孕妇。
10. 有过原因不明的流产、死产、胎儿畸形和新生儿死亡史的孕妇。
12. 超声检查发现胎儿有结构异常者。
13. 本次妊娠羊水过多、羊水过少、发育受限等疑有畸形的孕妇。
14. 生育过某种遗传性疾病患儿或夫妇一方为某种遗传性疾病患者或夫妇双方为某种遗传病基因携带者。
15. 医学上认为需要进行产前诊断的其他情况。

新生儿先天性遗传代谢性疾病筛查

宝宝出生后48~72小时采其足跟血，通过先进的实验室检测发现某些危害严重的先天性遗传代谢性疾病，从而早期诊断、早期治疗，避免宝宝因脑、肝、肾等损害导致智力、体格发育障碍甚至死亡。

新生儿听力筛查

通过耳声发射、自动听性脑干反应和声阻抗等电生理学检测，在新生儿出生后自然睡眠或安静的状态下进行的客观、快速和无创的检查，从而早期发现、早期预防和减轻听力残疾的程度。

新生儿先天性心脏病筛查、诊断和治疗

采用听诊器和经皮脉搏血氧饱和度测定仪对出生后6~72小时的新生儿进行心脏杂音听诊和经皮脉搏血氧饱和度测定，对筛查结果呈阳性患儿进一步明确诊断，对确诊患儿进行治疗。

NO.11 儿童系统保健

对0~6岁儿童开展高危儿童筛查、监测、干预及转诊工作。

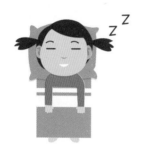

对早产儿、低出生体重儿、消瘦、严重慢性营养不良、生长监测曲线连续两次平坦或向下倾斜、中重度肥胖、中重度贫血、活动期佝偻病、先天性心脏病、先天性甲状腺功能低下症、苯丙酮尿症、听力障碍、精神发育迟滞等高危儿童进行专案管理。

针对其病因、病情制订正确的矫治方案，给予药物治疗、营养指导等针对性干预措施。

对残障儿童进行康复训练与指导，并与当地康复训练机构建立联系机制。

通过规范体检及早发现畸形缺陷，争取适时进行手术治疗，提高患儿的生活质量。

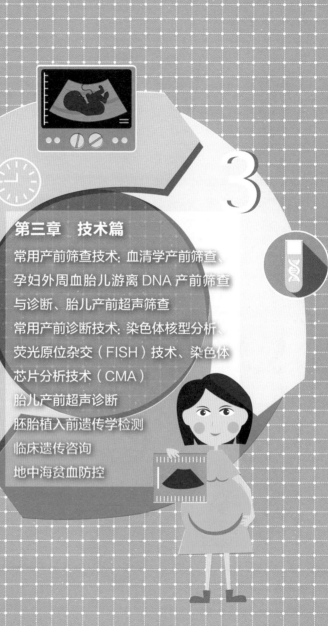

NO.1 血清学产前筛查

对年龄小于35周岁的一般孕妇，在孕早期或孕中期应用二联法、三联法、四联法测定妊娠相关血浆蛋白 A、甲胎蛋白、人绒毛膜促性腺激素、游离雌三醇等生化指标，结合孕妇的年龄、孕周、体重、病史等因素计算胎儿患唐氏综合征及开放性神经管缺陷疾病的风险率。

孕中期血清学产前筛查时间

✐ 孕 15~20 周 +6 天

血清学筛查采用的是生化指标

✐ 对唐氏综合征的检出率：

60%~85%

对开放性神经管缺陷的检出率：

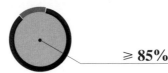

≥ 85%

NO.2 孕妇外周血胎儿游离DNA产前筛查与诊断

孕妇外周血胎儿游离 DNA 产前筛查与诊断是应用高通量基因测序等分子遗传技术检测孕期母体外周血中胎儿游离 DNA 片段，以评估胎儿常见染色体非整倍体异常风险。

检测适宜孕周

孕 12~22 周 +6 天

目标疾病

3 种常见胎儿染色体非整倍体异常，即

唐氏综合征

18 三体综合征

13 三体综合征

检出率

唐氏综合征检出率不低于 95%

18 三体综合征检出率不低于 85%

13 三体综合征检出率不低于 70%

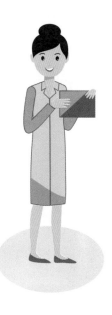

适用人群

1 血清学筛查显示胎儿常见染色体非整倍体风险值介于高风险切割值与 1/1000 之间的孕妇。

2 有介入性产前诊断禁忌证者（如先兆流产、发热、出血倾向、慢性病原体感染活动期、孕妇 Rh 阴性血型等）。

3 孕 20 周 +6 天以上，错过血清学筛查最佳时间，但要求评估唐氏综合征、18 三体综合征、13 三体综合征风险者。

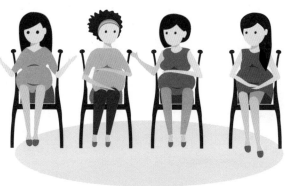

慎用人群

有下列情形的孕妇进行检测时，检测准确性有一定程度下降，检出效果尚不明确。

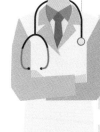

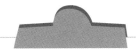

1　早、中孕期产前筛查高风险。

2　预产期年龄 ≥ 35 岁。

3　重度肥胖（体重指数 >40）。

4　通过体外受精 - 胚胎移植方式受孕。

5　双胎及多胎妊娠。

6　有染色体异常胎儿分娩史，但除夫妇染色体异常的情形外。

7　医师认为可能影响结果准确性的其他情形。

8　按有关规定应建议其进行产前诊断的情形。

不适用人群

有下列情形的孕妇进行检测时，可能严重影响结果准确性。

（1）孕周 <12 周 +0 天。

（2）夫妇一方有明确染色体异常。

（3）1 年内接受过异体输血、移植手术、异体细胞治疗等。

（4）胎儿超声检查提示有结构异常须进行产前诊断。

（5）有基因遗传病家族史或提示胎儿罹患基因病高风险。

（6）孕期合并恶性肿瘤。

（7）医师认为有明显影响结果准确性的其他情形。

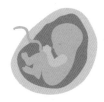

除上述不适用情形外，孕妇或其家属在充分知情同意情况下，可选择孕妇外周血胎儿游离 DNA 产前检测。

NO.3 胎儿产前超声筛查

颈部透明层（NT）检查

通过彩色超声检查胎儿颈部透明带厚度，是排除胎儿畸形的一种常规检查，可以早期发现染色体疾病和发现多种原因造成的胎儿异常。

检测适宜孕周 11~13 周 +6 天

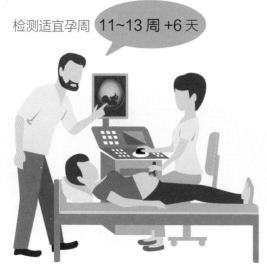

胎儿产前超声筛查

指在怀孕 18~24 周内对胎儿进行系统的超声检查。主要观察胎儿重要器官的形态结构，以便发现胎儿是否有致死或严重致残性畸形，包括国家卫生健康委员会要求排查的无脑儿、严重脑膨出、严重开放性脊柱裂、单腔心、严重胸腹壁缺损伴内脏外翻和致死性软骨发育不全六大胎儿致死性畸形。

NO.4　常用产前诊断技术

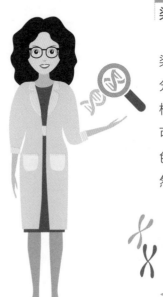

染色体核型分析

　　胎儿细胞染色体核型分析是胎儿染色体疾病诊断的金标准，在可及的分辨率下能对整组染色体的数目和结构异常进行诊断，目前尚无其他技术可以完全替代。对于各类疑似胎儿染色体异常的病例，染色体核型分析依然是无可替代的首选方法。

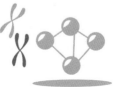 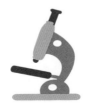

　　但该方法有取材时限性、培养耗时长、技术稳定性较差、依赖阅片者的经验等缺点，需要2~3周完成。受显带分辨率的限制对一些疑似结构异常的病例，需要运用荧光原位杂交（FISH）技术、染色体芯片分析技术（CMA）等技术进一步确诊。

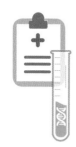

荧光原位杂交（FISH）技术

荧光原位杂交技术是一项细胞遗传学与分子生物学相结合的技术，该技术利用荧光标记的 DNA 探针，与目标样本 DNA 进行原位杂交，通过荧光显微镜检测荧光信号，从而反映相应位置染色体情况，对待检测 DNA 序列进行定位、定性和相对定量分析。

FISH 能为嵌合体，易位性重排，重复、缺失或插入性重排确定嵌合比例、重排类型、来源和断裂点提供可靠依据，对一些核型分析有难度的病例可用 FISH 确认。

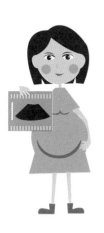

FISH 技术是对特定位点的检测，只能检查探针目标染色体，不能同时对整组染色体进行"全息性"检查。

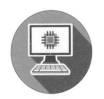
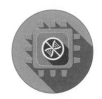

染色体芯片分析技术（CMA）

染色体芯片分析技术又被称为"分子核型分析"，能够在全基因组水平进行扫描，可检测染色体不平衡的拷贝数变异（CNV），尤其是在检测基因组微缺失、微重复等基因组失衡异常等方面具有突出优势。

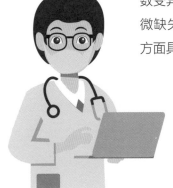

NO.5　胎儿产前超声诊断

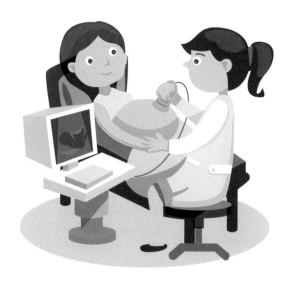

　　胎儿产前超声诊断是指在妊娠各期对胎儿生长测量超声或筛查超声发现的问题进一步检查和分析，对胎儿是否存在严重发育缺陷做出最终结论或合理解释。

　　胎儿产前超声诊断需有严格的适应证，依循国家卫生健康委员会2002年颁布的《产前诊断技术管理办法》要求，在有产前诊断资质的医疗单位，由有资质的产前诊断人员双签名发布产前超声诊断报告。

NO.6　胚胎植入前遗传学检测

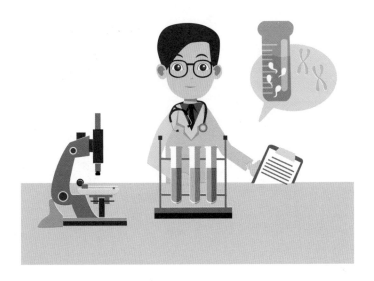

　　胚胎植入前遗传学检测（PGT），是通过 NGS、CMA 等技术对胚胎囊胚期的滋养层细胞进行遗传性疾病的筛查与诊断，包括胚胎植入前遗传学筛查（PGS）和胚胎植入前遗传学诊断（PGD）。通过 PGT 筛选出基因组正常或无某种特定疾病的胚胎将其植入子宫内，可有效减少遗传性缺陷儿的出生，同时可减少因染色体异常引起的反复流产等，提高临床妊娠率。

NO.7 PGS和PGD技术

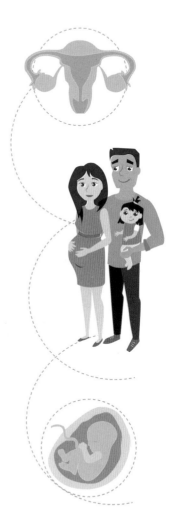

胚胎植入前遗传学筛查（PGS）

　　胚胎植入前遗传学筛查是一种将疾病筛查提前至胚胎植入前的方法，通过辅助生殖技术，对体外受精形成的胚胎进行染色体非整倍体分析，选择检测无异常的胚胎植入宫腔，提高临床妊娠率，降低流产率，减少出生缺陷。

　　该项技术主要适用于无已知遗传学异常但存在高度非整倍体风险进行体外受精的夫妇。

胚胎植入前遗传学诊断（PGD）

　　胚胎植入前遗传学诊断是在胚胎植入前对胚胎特定遗传病相关基因进行检测，筛选出未患该遗传病的胚胎移植回宫腔，从而获得健康胎儿的诊断方法，可有效防止此病患儿的出生。

遗传咨询

　　咨询医师和咨询者就其家庭中遗传病所面临的全部问题进行讨论和商谈。

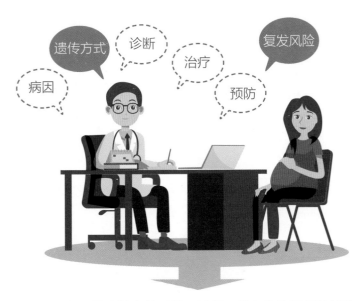

　　最后做出恰当的对策和选择，并在咨询医师的帮助下付诸实施以达到防治效果。除了外伤，绝大多数自发性疾病都可以列入遗传咨询范围。

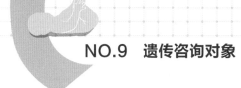

NO.9 遗传咨询对象

根据2002年《卫生部关于印发〈产前诊断技术管理办法〉相关配套文件的通知》，常见的遗传咨询对象如下：

 夫妇双方或家系成员患有某些遗传病或先天畸形者。

 不明原因智力低下、或先天畸形儿的父母。

 孕期接触不良环境因素以及患有某些慢性病的孕妇。

 不明原因的反复流产或有死胎、死产等情况的夫妇。

 长期接触不良环境因素的育龄青年男女。

 曾生育过遗传病患儿的夫妇。

 常规检查或常见遗传病筛查发现异常者。

 婚后多年不育的夫妇。

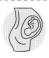 35岁以上的高龄孕妇。

 其他需要咨询的情况。

NO.10　地中海贫血防控技术

地中海贫血简称地贫，是一种遗传性溶血性贫血疾病。

发病机制

地中海贫血是由于珠蛋白基因缺陷，使血红蛋白中的珠蛋白肽链有一种或几种合成减少或不能合成，导致红细胞形态、体积及血红蛋白组成成分的改变，表现出异常改变的血液学表型特征，如小细胞低色素症、HbA_2 和 HbF 等含量发生变化等。

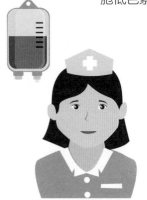

筛查与诊断

采用相应的技术分析受检个体的红细胞指数、血红蛋白组分、缺陷基因型，进行地中海贫血筛查与分子诊断。

地中海贫血筛查（血细胞自动分析和血红蛋白组分分析技术）

（1）血细胞自动分析

通过外周血全血细胞分析（FBC），获取 RBC、HGB、HCT、MCV、MCH、MCHC 和 RDW 等检测结果。

主要监测指标：MCV、MCH

当 MCV<82 fl 和（或）MCH<27 pg

为地中海贫血筛查阳性

广西为地中海贫血高发地区，为了减少静止型地中海贫血基因携带者漏诊，将 MCV<82 fl 和（或）MCH<27 pg 定为地中海贫血筛查阳性的指标。筛查阳性必须进行地中海贫血基因诊断才能确诊。

（2）血红蛋白组分分析

应用适宜的血红蛋白组分分析方法，如凝胶电泳、毛细管电泳、高效液相色谱等血红蛋白分析技术，检测外周血的 HbA_2、HbA、HbF 和 HbH 等组分的相对含量。

主要监测指标：HbA_2、HbF、HbH 等血红蛋白组

分含量

当 HbA_2>3.5%、HbF>3.0%（孕妇的 HbF>5.0%），

检测出其他异常血红蛋白时，地中海贫血筛查结

果为阳性。

筛查阳性者必须进行地中海贫血基因诊断才能确诊。

（3）地中海贫血基因诊断

应用 Gap-PCR 技术检测缺失型 α- 地中海贫血，目前常规检测的是南方最常见的4种缺失类型。

$--^{SEA}/\alpha\alpha$	$--\alpha^{3.7}/\alpha\alpha$	$-\alpha^{4.2}/\alpha\alpha$	$--^{THAI}/\alpha\alpha$

应用 PCR 结合 RDB（反向斑点杂交）技术检测 α- 地中海贫血点突变基因和 β- 地中海贫血。

目前常规检测中国人群常见17种 β- 地中海贫血点突变。

CD41-42（-CTTT）	IVS- II -654（C>T）	-28（A>G）
CD71-72（+A）	CD17（AAG>TAG）	IVS-I-5（G>C）
CD31（-C）	CD43（GAG>TAG）	IVS-I-1（G>T）
CD27/28（+C）	CD26（GAG>AAG）	-29（A>G）
-30（T>C）	Cap+40-43（-AAAC）	CD14-15（+G）
起始密码子（Initiation condon）突变（ATG>AGG）		-32（C>A）

常规检测3种 α- 地中海贫血点突变基因。

$\alpha^{CS}\alpha/\alpha\alpha$	$\alpha^{QS}\alpha/\alpha\alpha$	$\alpha^{WS}\alpha/\alpha\alpha$

地中海贫血是常染色体隐性遗传性疾病，夫妻双方若为同类型地中海贫血基因携带者，且经临床医生评估为高风险夫妇，他们所孕育的胎儿有概率携带地中海贫血基因。

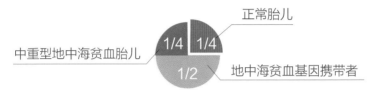

正常胎儿 1/4

中重型地中海贫血胎儿 1/4

地中海贫血基因携带者 1/2

目前骨髓移植是较成熟的可治愈中重度 β- 地中海贫血的治疗方法，但大约只有25% 的患者能配型相吻合，且治疗费用昂贵，治疗的结局差异很大。广西是我国地中海贫血发生率最高的省级行政区，当地人群中每4~5人就有1人是地中海贫血基因携带者，每55个家庭就有1个家庭有重型地中海贫血新生儿出生的风险，每出生200~250个胎儿就有1个重型地中海贫血(包括 HbH 病)胎儿。因此，在广西人群中实施地中海贫血预防控制对出生缺陷防控意义重大。

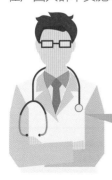

小贴士

　　婚前、孕前夫妇应进行地中海贫血筛查，找出地中海贫血筛查双方阳性的夫妇，进行基因诊断查找携带同型基因的高风险夫妇，在孕期尽早进行产前诊断，避免中重度地中海贫血患儿出生。

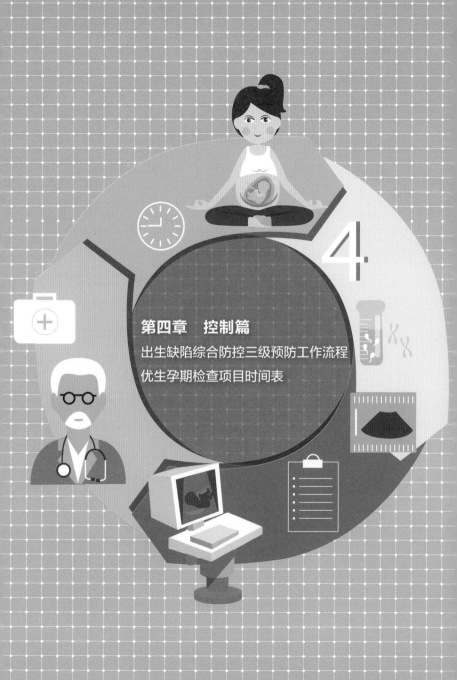

第四章　控制篇

出生缺陷综合防控三级预防工作流程

优生孕期检查项目时间表

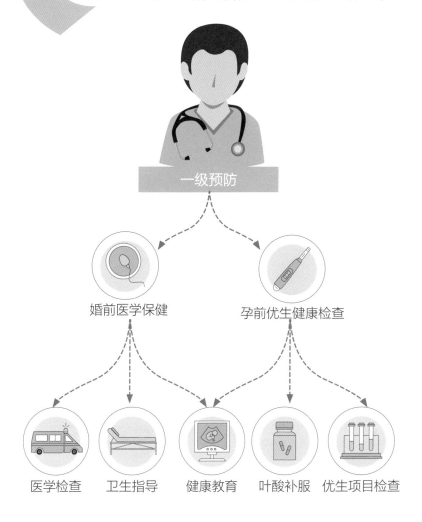

NO.2 出生缺陷综合防控二级预防（产前筛查）工作流程

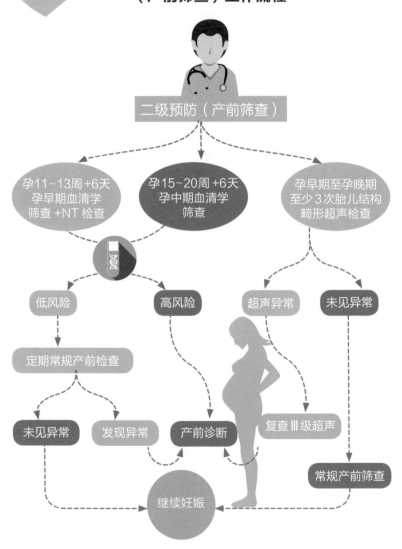

二级预防（产前筛查）

孕11~13周+6天 孕早期血清学筛查+NT检查

孕15~20周+6天 孕中期血清学筛查

孕早期至孕晚期至少3次胎儿结构畸形超声检查

低风险

高风险

超声异常

未见异常

定期常规产前检查

未见异常

发现异常

产前诊断

复查Ⅲ级超声

常规产前筛查

继续妊娠

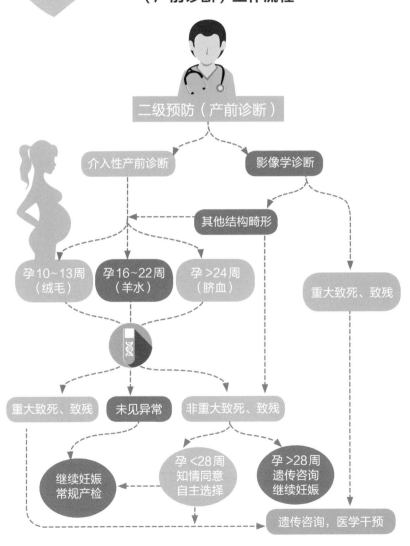

二级预防（产前诊断）

介入性产前诊断 —— 影像学诊断

其他结构畸形

孕10~13周（绒毛） —— 孕16~22周（羊水） —— 孕>24周（脐血）

重大致死、致残

重大致死、致残 —— 未见异常 —— 非重大致死、致残

继续妊娠常规产检

孕<28周知情同意自主选择 —— 孕>28周遗传咨询继续妊娠

遗传咨询，医学干预

43

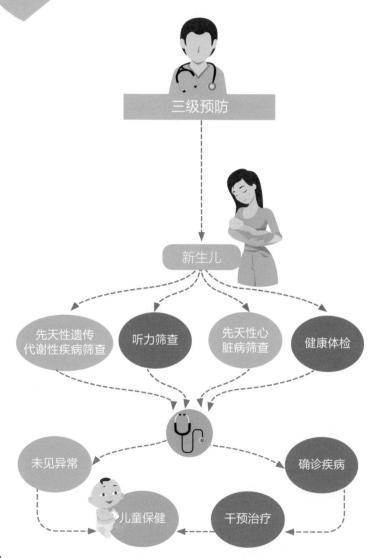

NO.5 孕期优生检查项目时间表

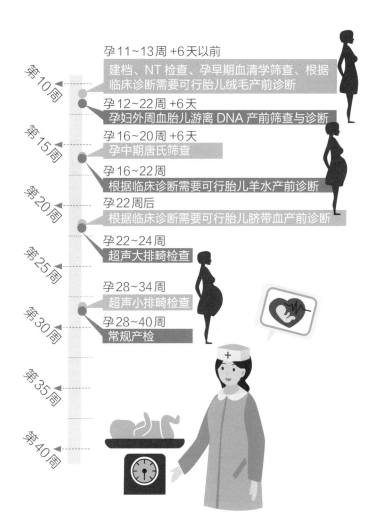

第10周

孕11~13周+6天以前

建档、NT检查、孕早期血清学筛查、根据临床诊断需要可行胎儿绒毛产前诊断

孕12~22周+6天

孕妇外周血胎儿游离DNA产前筛查与诊断

第15周

孕16~20周+6天

孕中期唐氏筛查

孕16~22周

根据临床诊断需要可行胎儿羊水产前诊断

第20周

孕22周后

根据临床诊断需要可行胎儿脐带血产前诊断

孕22~24周

超声大排畸检查

第25周

孕28~34周

超声小排畸检查

第30周

孕28~40周

常规产检

第35周

第40周

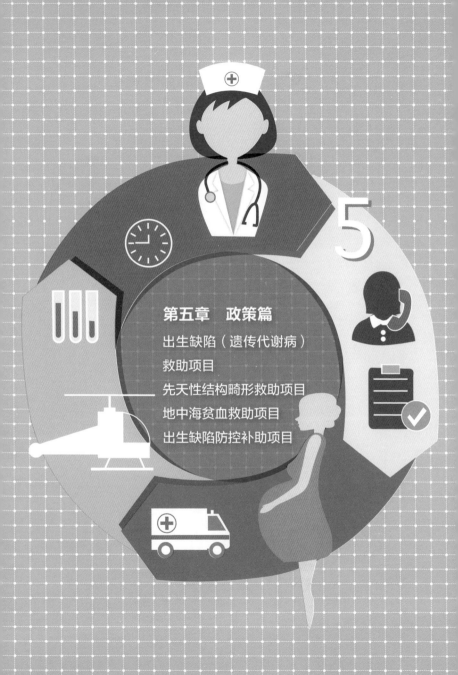

第五章 政策篇

出生缺陷（遗传代谢病）
救助项目
先天性结构畸形救助项目
地中海贫血救助项目
出生缺陷防控补助项目

5

NO.1 出生缺陷（遗传代谢病）救助项目

项目开展时间

2016年广西启动实施出生缺陷（遗传代谢病）救助项目。

项目实施机构

广西14家市级妇幼保健院。

救助疾病

遗传代谢性疾病。

救助对象

年龄18周岁以下（含），在医疗机构接受诊断、治疗和康复的贫困患儿。

救助条件

医疗费用自付部分超过2000元（含），或国家级贫困县患儿的自付部分超过1000元（含）的均可以申请救助。

救助金额

根据患儿医疗费用自付部分，一次性给予1000元～10000元补助。患儿在获得第一次补助金（以基金会救助时间为准）后可申请第二次补助。

详情查询

登录国家卫生健康委员会和中国出生缺陷干预救助基金会官方网站（http://www.csqx.org.cn/）或到各市妇幼保健院咨询。

NO.2　先天性结构畸形救助项目

项目开展时间

　　2018年广西启动实施先天性结构畸形救助项目。

项目定点医疗机构

　　广西医科大学第一附属医院、广西壮族自治区妇幼保健院、广西壮族自治区人民医院、右江民族医学院附属医院、贵港市人民医院、梧州市红十字会医院、贺州市人民医院、河池市人民医院，南宁、柳州、桂林、梧州、钦州、玉林市妇幼保健院。

救助疾病

　　临床诊断患有神经系统、消化系统、泌尿系统及生殖器官、肌肉骨骼系统、呼吸系统、五官等6类72种先天性结构畸形疾病。

救助对象

　　年龄18周岁以下（含），在定点医疗机构接受诊断、手术、治疗和康复的贫困患儿。

救助条件

　　医疗费用自付部分超过3000元（含）的贫困患儿均可以申请救助。

救助金额

　　根据患儿医疗费用自付部分，一次性给予3000元～30000元补助。

NO.3　地中海贫血救助项目

项目开展时间

2018~2019年广西开展地中海贫血救助项目试点工作。

项目实施机构

广西14家市级妇幼保健院。

救助疾病

临床诊断患有输血依赖性或中重型地中海贫血。

救助对象

年龄14周岁以下（含），在医疗机构接受诊断、治疗的贫困患儿。

救助条件

2018年和2019年发生的年度诊疗费用，经医疗保险报销后自付部分超过3000元（含）的贫困患儿均可以申请救助。

救助金额

根据患儿医疗费用自付部分，一次性给予3000元~10000元补助。

详情查询

登录国家卫生健康委员会和中国出生缺陷干预救助基金会官方网站查询（http://www.csqx.org.cn/）或到各市妇幼保健院咨询。

NO.4 出生缺陷防控补助项目

免费婚前医学检查

项目实施机构

广西区内各县（市、区）婚检机构。

免费对象

符合《中华人民共和国婚姻法》有关规定，男女双方或一方户籍在广西壮族自治区范围。

免费标准

双方享受免费的婚前医学检查服务。

免费孕前优生健康检查

项目实施机构

广西区内各县（市、区）妇幼保健机构。

免费对象

符合生育政策，男女双方或一方户籍在广西壮族自治区范围并计划怀孕的夫妇，包括夫妇双方为非本地户籍但在本地居住半年以上流动人口。

免费标准

双方享受免费的孕前优生健康检查。

免费增补叶酸预防神经管缺陷

🖋 项目实施机构

广西区内医疗保健机构。

🖋 免费对象

计划怀孕的妇女和孕早期孕妇（包括常住和流动人口）。

🖋 免费标准

免费领取孕前3个月和孕早期3个月的叶酸。

孕中期产前筛查

🖋 项目实施机构

广西区内产前筛查、诊断机构。

🖋 补助对象

怀孕15~20周+6天的广西农村户籍、广西户籍残疾家庭孕妇。

🖋 补助标准

产前筛查补助标准为115元/人。

免费新生儿疾病筛查

采血机构

广西区内接产机构。

检测机构

自治区许可的新生儿疾病筛查医疗保健机构。

免费对象

广西农村户籍、广西户籍残疾家庭孕产妇住院分娩新生儿。

免费标准

新生儿疾病筛查费用67元/人。

免费新生儿听力筛查

听力初筛查机构

广西区内接产机构。

听力诊断机构

自治区许可的新生儿听力诊断医疗保健机构。

免费对象

广西农村户籍、广西户籍残疾家庭孕产妇住院分娩新生儿。

免费标准

新生儿听力初筛费用60元/人，新生儿听力复筛费用120元/人，新生儿听力诊断费用250元/人。

免费新生儿先天性心脏病筛查和诊断

先天性心脏病筛查机构

广西区内接产机构。

先天性心脏病诊断机构

自治区许可的新生儿先天性心脏病诊断医疗保健机构。

免费对象

父母双方或一方为广西户籍的广西住院分娩新生儿。

免费标准

新生儿先天性心脏病筛查费用15元/人，新生儿先天性心脏病诊断费用200元/人。

NO.5　地中海贫血防控补助项目

免费婚检地中海贫血血常规初筛

　　婚前医学检查青年男女、孕前优生健康检查夫妇的地中海贫血血常规初筛纳入免费婚前医学检查和免费孕前优生健康检查项目检查范畴，按项目相关规定实行。

免费地中海贫血血红蛋白分析复筛

免费对象

　　参加婚前医学检查的青年男女、孕前优生健康检查的夫妇，双方或一方为广西户籍，且地中海贫血血常规初筛为单方阳性（一方地中海贫血血常规初筛阳性，另一方地中海贫血血常规初筛阴性）。

建卡怀孕夫妇

　　双方或一方为广西户籍，地中海贫血血常规初筛为单方阳性（一方地中海贫血血常规初筛阳性，另一方地中海贫血血常规初筛阴性）的，且经"桂妇儿系统"查询未进行血红蛋白分析的对象。每对夫妇只能获得免费检测机会一次，不能重复免费检测。

免费结算标准

　　免费地中海贫血血红蛋白分析复筛结算标准为100元/对。

免费方式

符合项目免费的对象，凭身份证或户口本办理免费手续，对夫妇予以直接免费地中海贫血血红蛋白分析复筛。

免费地中海贫血基因诊断

免费对象

（1）地中海贫血基因诊断免费对象：

婚前医学检查的男女双方、孕前优生健康检查夫妇：双方或一方为广西户籍，且地中海贫血筛查为双方阳性。

（2）怀孕建卡夫妇：

双方或一方为广西户籍，地中海贫血筛查为双方阳性，且经"桂妇儿系统"查询未进行地中海贫血基因诊断的对象。每对夫妇只能获得免费检测机会一次，不能重复免费检测。

（3）罕见型地中海贫血基因诊断免费对象：

参加婚前医学检查的男女双方、孕前优生健康检查、孕期保健的夫妇，双方或一方为广西户籍，地中海贫血筛查双方为阳性并均已进行地中海贫血基因诊断，若有证据提示可能存在罕见或未明地中海贫血突变的病例，可免费进行罕见型地中海贫血基因诊断。每人只能获得免费检测机会一次，不能重复免费检测。提示可能存在罕见或未明地中海贫血突变具体参照《广西地中海贫血防控免费技术服务实施方案》的广西地中海贫血防控技术流程。

免费结算标准

免费地中海贫血基因诊断结算标准为1000元/对，免费罕见型地中海贫血基因诊断结算标准为750元/例。

免费方式

符合项目免费的对象，凭身份证或户口本办理免费手续，对夫妇予以直接免费地中海贫血基因诊断或罕见型地中海贫血基因诊断。

免费地中海贫血产前诊断

免费对象

孕期保健夫妇双方或一方为广西户籍，且双方为同型地中海贫血基因携带者的，需要进一步对胎儿进行地中海贫血产前诊断，同时在"桂妇儿系统"中查询本次孕期未进行地中海贫血产前诊断的夫妇。每胎儿每孕期只能获得免费地中海贫血产前诊断一次，不能重复免费诊断。

免费结算标准

免费地中海贫血产前诊断结算标准为1850元/例。

免费方式

符合项目免费的对象，凭身份证或户口本办理免费手续，对夫妇予以直接免费地中海贫血产前诊断。

免费重型地中海贫血胎儿医学干预

免费对象

孕期保健夫妇双方或一方为广西户籍，且地中海贫血产前诊断为高风险重型地中海贫血胎儿建议进行医学干预。在充分遗传咨询、优生指导、知情选择情况下，免费给予实施终止妊娠医学干预。

免费结算标准

（1）医保政策范围内的参保服务对象，先进行医保结算，剩余个人支付部分予以全额报销。

（2）未参加医保的服务对象，住院费用予以全额报销。

免费方式

符合项目免费的对象，凭身份证或户口本，予以办理免费重型地中海贫血胎儿医学干预结算出院。

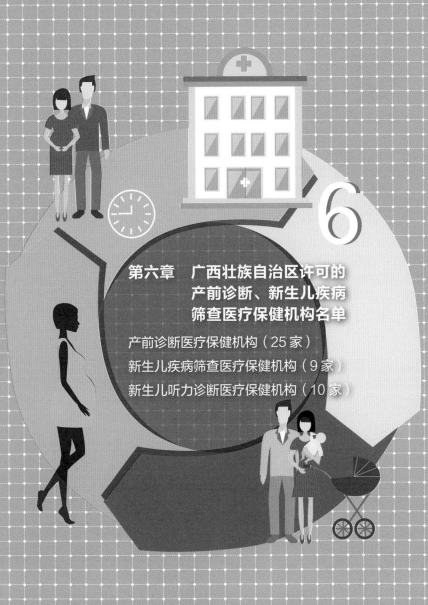

6

第六章　广西壮族自治区许可的
　　　　产前诊断、新生儿疾病
　　　　筛查医疗保健机构名单

产前诊断医疗保健机构（25家）

新生儿疾病筛查医疗保健机构（9家）

新生儿听力诊断医疗保健机构（10家）

NO.1 产前诊断医疗保健机构

广西壮族自治区许可的产前诊断医疗保健机构

地点	机构
南宁市	广西壮族自治区妇幼保健院、广西壮族自治区医科大学第一附属医院、广西壮族自治区人民医院、南宁市妇幼保健院、南宁市第二人民医院、广西壮族自治区医科大学第二附属医院、南宁市第一人民医院
柳州市	柳州市妇幼保健院、柳州市人民医院、柳州市工人医院
桂林市	桂林市妇幼保健院、桂林市第一人民医院、广西壮族自治区南溪山医院
梧州市	梧州市妇幼保健院
玉林市	玉林市妇幼保健院
钦州市	钦州市妇幼保健院
贵港市	贵港市妇幼保健院、贵港市人民医院
北海市	北海市妇幼保健院
贺州市	贺州市妇幼保健院
百色市	百色市妇幼保健院、右江民族医学院附属医院
河池市	河池市妇幼保健院
来宾市	来宾市妇幼保健院
崇左市	崇左市妇幼保健院

NO.2 新生儿疾病筛查医疗保健机构

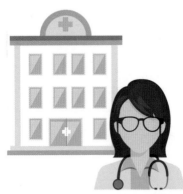

广西壮族自治区许可的新生儿疾病筛查医疗保健机构

地点	机构
南宁市	广西壮族自治区妇幼保健院
柳州市	柳州市妇幼保健院
桂林市	桂林市妇幼保健院
梧州市	梧州市妇幼保健院
玉林市	玉林市妇幼保健院
钦州市	钦州市妇幼保健院
贵港市	贵港市妇幼保健院
百色市	百色市妇幼保健院
河池市	河池市妇幼保健院

NO.3 新生儿听力诊断医疗保健机构

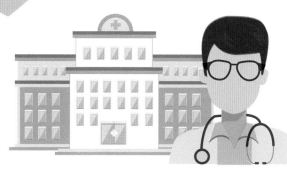

广西壮族自治区许可的新生儿听力诊断医疗保健机构

地点	机构
南宁市	广西壮族自治区妇幼保健院 广西医科大学第一附属医院 广西壮族自治区人民医院 中国人民解放军联勤保障部队第九二三医院
柳州市	柳州市妇幼保健院
桂林市	桂林市妇幼保健院 广西壮族自治区南溪山医院 桂林医学院附属医院
玉林市	玉林市妇幼保健院
钦州市	钦州市妇幼保健院